AF402674

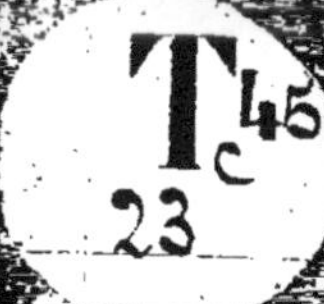
T 45
C
23

MÉMOIRE

SUR

L'HYGIÈNE DES HOPITAUX

DE FEMMES EN COUCHES

PAR

S. TARNIER

PROFESSEUR AGRÉGÉ A LA FACULTÉ DE MÉDECINE

Ancien chef de clinique d'accouchements.

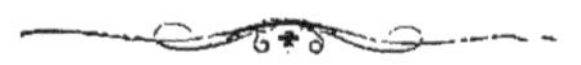

PARIS

A. PARENT, IMPRIMEUR DE LA FACULTÉ DE MEDECINE

31, RUE MONSIEUR-LE-PRINCE, 31

1864

MÉMOIRE

sur

L'HYGIÈNE DES HOPITAUX

DE FEMMES EN COUCHES

Au moment où l'hygiène des hôpitaux préoccupe les esprits, où se prépare une discussion sur la mortalité des femmes en couches, tous les documents relatifs à cette question prennent de l'importance; je crois donc bien faire en publiant ceux qui sont entre mes mains. Je trouve ainsi l'occasion de compléter mes recherches sur un sujet dont l'étude m'a déjà occupé à deux reprises différentes, et d'y ajouter de nouveaux faits et de nouvelles remarques.

I

COMPARAISON ENTRE LA MORTALITÉ DES HÔPITAUX ET CELLE DE LA VILLE.

En 1856, il y eut à la Maternité de Paris, où j'étais interne, 2,237 accouchements, et 132 femmes succombèrent : 1 sur 17. On admettait alors que, la maladie puerpérale étant avant tout de nature épidémique, la mortalité devait être aussi grande en ville qu'à l'hôpital ; les faits que j'observais me parurent cependant en contradiction avec l'opinion commune. et, pour éclaircir mes doutes. je fis une statistique où j'ai comparé la mortalité de la ville pour le 12ᵉ arrondissement, et celle de la Maternité qui se trouve dans le même arrondissement (ancien 12ᵉ). Tous les éléments de cette statistique se trouvent dans ma thèse inaugu-

La Clinique médicale de M. Béhier (1) nous donne d'autre part la mortalité de Beaujon pendant plusieurs années, car c'est dans cet hôpital que presque toutes les observations de ce professeur ont été recueillies. M. Béhier ne précise pas, il est vrai, le chiffre des décès, mais sur 2,276 observations il analyse 145 autopsies :

2,276 accouchements.   145 autopsies.   Mortalité, 1/15,6

De toutes les statistiques, la plus importante est celle qui est publiée dans le rapport de M. Malgaigne (2); elle comprend tous les accouchements de Paris pour les années 1861 et 1862, et met en regard le nombre des accouchements et des décès : 1° dans les hôpitaux ; 2° dans les bureaux de bienfaisance; 3° en ville, en dehors des bureaux. Voici ces tableaux, qui ont été dressés par M. Husson.

		Accouchements.	Décès.	Proportion.
1861	Dans les hôpitaux.	7,226	693	1 sur 10,42
	Bureaux de bienfaisance	6,212	32	1 sur 194,12
	En ville, en dehors des bureaux.	44,481	262	1 sur 169,80
1862	Dans les hôpitaux.	6,971	476	1 sur 14,64
	Bureaux de bienfaisance	6,422	39	1 sur 164,66
	En ville, en dehors des bureaux.	42,796	226	1 sur 160,88

En groupant ces chiffres, on trouve pour l'ensemble des deux années :

Dans les hôpitaux, 14,197 accouchements. . . . 1,169 décès.
En ville et dans les bureaux, 99,911. 559

Si la mortalité n'avait pas été plus forte dans les hôpitaux que dans la ville, on y compterait à peine 80 décès au lieu de 1,169. Mille quatre-vingt-dix femmes en deux années, ou cinq cent quarante-cinq par an, frappées de mort à l'hôpital, et qui probablement auraient été épargnées si elles avaient pu accoucher en ville ! Ces chiffres dépassent toute vraisemblance; on hésite avant de les écrire. Une pareille mortalité devient une véritable cala-

(1) Béhier, *Clinique médicale*, 1864.
(2) Rapport inséré au *Bulletin officiel* du ministère de l'intérieur. 1864, n° 7, page 153.

mité publique. A peine soupçonnée il y a quelques années, il faut qu'elle disparaisse du jour où elle est connue.

En province, comme à Paris, la mortalité des Maternités est relativement considérable. A la suite du rapport déjà cité de M. Malgaigne, on trouve des tableaux statistiques dressés par M. de Lurieu pour les hôpitaux des départements ; ces tableaux nous renseignent sur ce point. A Lyon, on compte 1 décès sur 43 accouchements. Bordeaux, Lille, Reims, Strasbourg, Grenoble, Saint-Étienne, donnent ensemble 1 décès sur 19 ; Toulouse, Bourg, Troyes, Marseille, Châteauroux, Amiens, Colmar, Nantes, Nancy, Orléans, 1 décès sur 37 ; Laon, Versailles, Caen, Limoges, Tours, Blois, Dijon, Chambéry, Nîmes, Bar-le-Duc, Poitiers, Brest, Périgueux, Meaux, Angoulême, Arras, Moulins, Châlons-sur-Marne. Avignon, Montpellier, Metz, Le Mans, Perpignan, Mâcon, 1 décès sur 38 ; Beauvais, Chartres, Évreux, Lons-le-Saulnier, Valence, Romans, Aix, Mulhouse, Albi, Verdun, Douai, Ajaccio, Vesoul, Provins, Saint-Quentin, Alençon, Niort, Nevers, Cherbourg, Draguignan, 1 décès sur 78.

A l'étranger, on déplore des malheurs semblables. Mon ami le D' Lefort, chirurgien des hôpitaux, qui possède sur ce sujet un très-riche dossier, a bien voulu détacher d'un mémoire manuscrit qu'il prépare et me communiquer les statistiques suivantes :

A Vienne :

		Accouchements.	Décès.	
Clinique des médecins....	de 1823 à 1834	32,336	1,714	1/18
	de 1834 à 1864	104,492	5.560	1/18
Clin. des sages-femmes.	de la créat. à 1864	88,436	3,072	1/28

A Munich :

		Accouchements.	Décès.	
Maternité	de 1860 à 1863 (3 ans).	2,731	71	1.38
Polyclinique (en ville) .	de 1859 à 1863 (4 ans).	4,911	16	1/119

A Leipsig :

		Accouchements.	Décès.	
Maternité.........	de 1810 à 1856	5,137	89	1/57
	de 1856 à 1859	594	20	1/30
Polyclinique (en ville)..	de 1849 à 1859	4,190	43	1/92

A Saint-Pétersbourg :

		Accouchements.	Décès.	
Maternité.	de 1845 à 1859	8,036	238	2,96 0/0
Matern. des Enf. trouvés.	de 1845 à 1859	16,011	825	5,15 0/0
Maternité de la Faculté .	de 1854 à 1859	376	34	9,04 0/0
En-ville........	de 1845 à 1859	209,582	1,403	1/149

Qu'on interroge toutes ces statistiques et on sera frappé de leur ressemblance. Les résultats peuvent bien varier un peu d'année en année, de pays à pays, de localité à localité, d'hôpital à hôpital, mais le plus heureux de tous les hôpitaux ne pourrait en aucune façon soutenir la comparaison avec la clientèle particulière. Les décès sont partout plus considérables à l'hôpital qu'en ville.

II

CAUSE DE LA MORTALITÉ DANS LES HÔPITAUX.

Comparer les différents hôpitaux entre eux, rechercher même celui qui donne le moins mauvais résultat, c'est donc aboutir d'avance à une mortalité trop considérable; les recherches statistiques qui précèdent le prouvent. Il importe avant tout de montrer la cause de cette mortalité.

Du temps de Tenon (1), quand les femmes en couches étaient entassées dans des salles étroites, et occupaient le même lit au nombre de deux, trois ou quatre à la fois, la mortalité était de 1 sur 15, quelquefois de 1 sur 13. Aujourd'hui les salles de nos hôpitaux sont vastes; chaque malade a son lit et de nombreux mètres cubes d'air autour d'elle, et pourtant la mortalité n'a pas diminué. C'est inutilement que l'administration de l'Assistance publique a fait d'énormes sacrifices d'argent et réalisé de grands progrès pour l'hygiène des femmes en couches.

Cet insuccès dépend, suivant moi, de ce qu'on a négligé la cause principale des maladies puerpérales graves; je veux parler, non pas de l'encombrement, mais de la simple réunion de plusieurs femmes dans une même salle. En ville, quand une accouchée est frappée de fièvre puerpérale, c'est un malheur isolé, tandis que dans un hôpital, la maladie gagne de proche en proche et se perpétue pour ainsi dire en faisant chaque jour de nouvelles victimes. Quel que soit le nom qu'on donne à cette propagation de la fièvre puerpérale, quelle que soit l'explication qu'on adopte, il n'en reste pas moins vrai que les accouchées

____

(1) Tenon. *Mémoire sur les hôpitaux de Paris*, page 238.

bien portantes prennent la maladie par le voisinage des femmes déjà malades.

On m'objectera peut-être que bon nombre d'hôpitaux ont des chambres de 1, 2, 3 ou 4 lits, et que la mortalité y est encore considérable. La réponse sera facile : dans tous ces hôpitaux, comme à la Clinique par exemple, les chambres donnent toutes sur un corridor commun, par des portes qui sont presque toujours ouvertes, quoi qu'on fasse, et le tout ne forme qu'une vaste salle à plusieurs compartiments; dès lors le transport des miasmes ou du principe contagieux y est facile.

La vie en commun des accouchées a encore d'autres inconvénients que je n'ai bien connus qu'après trois années passées tant à la Maternité qu'à la Clinique. La nuit c'est un bruit continuel causé par les gens de service, surtout le matin quand on fait les lits, ou par le transport des nouvelles accouchées qui arrivent de la salle d'accouchements, et par-dessus tout ce sont les cris des enfants qui éclatent de tous côtés et à tue-tête. Qu'un seul enfant se mette à crier, il est bientôt accompagné par d'autres, et toute la salle est éveillée. Il faut avoir entendu tout ce vacarme pour bien comprendre que le sommeil des malades y est perpétuellement troublé.

Ajoutons encore la terreur des femmes qui voient une malade succomber à côté d'elles.

C'est en vain que pour expliquer la mortalité de la Maternité et des hôpitaux de femmes en couches, on a dit que la population qui vient y demander asile est épuisée par la misère, que les femmes mariées y sont tourmentées par le regret de quitter leur ménage et leur famille, les filles-mères, par le chagrin que leur cause leur triste position et la crainte de ne pas pouvoir élever leur enfant. On met ces objections à néant en faisant remarquer que souvent l'état sanitaire est excellent pendant plusieurs mois de suite, alors que la misère et le chagrin des accouchées n'est pas moindre qu'en d'autres temps. Je ne veux point dire que la misère n'est pas une cause de maladie, mais dans le cas particulier sa valeur est insignifiante si on la compare à l'influence mauvaise qui naît par l'agglomération de plusieurs accouchées. Je puis, à ce sujet, rappeler un fait qui a une certaine importance : Dans la même année 1856, pendant laquelle la plupart de mes recherches ont été commencées, sur 712 femmes du bureau de bienfaisance du 12ᵉ arrondissement, qui accouchèrent chez elles, il n'y eut que cinq décès, ou 1 mort sur 142 accouchements.

Dans la statistique générale déjà citée, de M. Malgaigne, les Bureaux de bienfaisance sont encore mieux partagés.

	Accouchements.	Décès.	
1861	6,212	32	1 sur 194,12
1862	6,422	39	1 sur 164,66

A côté des bureaux on peut également placer la Société médicale d'accouchements dont M. Depaul a fait connaître (1) le relevé : sur 1258 femmes accouchées chez elles par les soins de cette Société, pas une seule n'est morte. Aussi le rapporteur pour l'année 1841, M. le Dʳ Bérard, disait : « Nous n'avons pas eu à déplorer la mort d'une seule femme en couches; que l'on remarque bien cette circonstance et qu'on la compare aux résultats obtenus dans les maison d'accouchements, où pourtant les soins de propreté et autres ne laissent rien à désirer. Serait-il vrai que pour si mal que soit la femme en couches dans sa mansarde, elle s'y trouve beaucoup mieux qu'à l'hospice ? »

A Londres, les accouchements à domicile par le personnel médical de *Guy's Hospital*, donnent pour la période décennale de 1853 à 1863, un total de 16,711 accouchements, 54 décès : 1 sur 309.

Pourtant les femmes incrites aux Bureaux de bienfaisance, secourues par la Société médicale d'accouchements, par les élèves de *Guy's Hospital*, sont, pour la plupart, couchées dans des chambres étroites, malpropres, mal aérées, à peine éclairées, elles manquent de linge, de feu, elles sont en un mot aussi misérables que possible et entourées de peu de soins. Malgré tout on y compte beaucoup moins de décès qu'à l'hôpital parce qu'elles sont isolées, qu'elles n'ont pas d'autres femmes en couches près d'elles.

Indépendamment de la dissémination des accouchées, un autre avantage de la ville sur l'hôpital, c'est que la même chambre ne sert qu'à un accouchement, que les murs et les objets de literie

____

(1) *Bulletin de l'Académie de médecine*, 1858.

n'ont pas le temps d'être imprégnés par les miasmes puerpéraux, tandis qu'à l'hôpital, murs et literie, continuellement baignés par un air impur, finissent par devenir eux-mêmes des foyers d'infection.

A tous ces points de vue, les hôpitaux de femmes en couches sont détestables si on les compare à ce qui se passe dans les maisons particulières. Je n'irai pas plus loin dans l'examen des faits et des remarques qui en découlent, j'en ai assez dit pour montrer que la réunion de plusieurs accouchées dans une même salle a des inconvénients de tous genres et qu'elle est la cause principale de la maladie qui y règne. S'il était possible de formuler une loi sur la mortalité des nouvelles accouchées, je dirais qu'elle est en raison directe du nombre des femmes réunies dans la même salle : aussi minime que possible pour les femmes qui ont une chambre isolée, elle est double dans les chambres à deux lits, dix ou vingt fois plus considérable dans les salles de dix ou vingt lits.

Il faut à tout prix faire disparaître de nos hôpitaux la réunion de plusieurs accouchées dans la même salle; c'est là qu'est tout le danger. *Delenda est....*

Le doute n'est plus possible, il est démontré que nos hôpitaux de femmes en couches sont meurtriers si on les compare avec ce qui a lieu dans la ville. Mais faut-il adopter une mesure radicale et déclarer qu'ils doivent disparaître? Telle n'est pas ma pensée. Je partage à cet égard la manière de voir de M. Malgaigne, dont je citerai les paroles. « La fermeture des hôpitaux aurait pour effet d'enlever aux femmes enceintes des grandes villes non pas seulement les secours de l'art, mais les secours de l'assistance qu'elles reçoivent à l'hôpital et qu'elles ne sauraient trouver ailleurs; en un mot on ne saurait les exposer à accoucher sur la voie publique. A quoi l'on peut ajouter une considération qui pour être d'un ordre plus secondaire, ne doit cependant pas être négligée. Les hôpitaux de femmes en couches sont une ressource précieuse pour l'enseignement clinique, et pour les médecins et pour les sages-femmes; la suppression de cet enseignement laisserait la population livrée à toutes les entreprises de l'ignorance et de l'empirisme. »

Tous les administrateurs et tous les médecins qui se sont

occupés de cette question pensent que l'Assistance publique doit pouvoir donner asile aux femmes pauvres pendant leur accouchement. Mais ne pourrait-on pas supprimer les hôpitaux et envoyer les femmes enceintes chez les sages-femmes de la ville pour y faire leurs couches aux frais de l'administration de l'Assistance publique? Telle est la mesure qui a été proposée par M. Lefort. Cette innovation serait assurément excellente au point de vue de la mortalité, mais elle entraînerait des dépenses excessives, car toute la clientèle actuelle des sages-femmes demanderait à être accouchée aux frais de l'administration; elle est peut-être appelée à rendre de grands services à titre d'exception, mais il nous paraît impossible qu'elle puisse être transformée en une mesure permanente, d'une application générale.

Les hôpitaux de femmes en couches sont donc nécessaires malgré leurs inconvénients, mais il faut changer radicalement le système d'après lequel ils sont construits. Si tous nos hôpitaux actuels sont mauvais, c'est qu'ils sont tous entachés du même vice fondamental : l'agglomération des accouchées dans une même salle. Il serait aisé, je crois, de construire des Maternités où les malades se trouveraient dans les mêmes conditions que les femmes de la ville. C'est à développer cette idée que je consacrerai la suite de ce travail.

III

DES FEMMES QUI, DANS UNE MATERNITÉ, NE SONT PAS EXPOSÉES
A LA FIÈVRE PUERPÉRALE.

Après avoir montré la cause principale de la mortalité dans les hôpitaux, il ne sera pas moins utile de rechercher quelles sont les femmes qui échappent à l'influence de la fièvre puerpérale, bien qu'elles soient placées à côté des malades et dans le même milieu qu'elles. Trois conditions différentes concourent à sauvegarder la santé des femmes qui sont admises dans une Maternité où sévit une épidémie : 1° un premier point à établir, c'est que les femmes enceintes ne sont que très-exceptionnellement atteintes; sur les 2,237 accouchements observés à la Maternité en

1856, je n'en ai vu qu'un exemple; encore a-t-il été contesté !
L'immunité des femmes enceintes est un fait sur lequel M. Pajot
a particulièrement attiré l'attention de ses élèves : « Depuis six
mois, 400 femmes au moins sont accouchées dans notre service :
100 environ ont été malades, et nous en avons perdu 30 à 40.
Savez-vous combien de femmes enceintes ont séjourné ici au
fort de l'épidémie? A peu près 100, et je ne parle que des femmes étant restées un temps assez long, comprenant quelques
jours, ou quelques semaines, et même un ou deux mois. Elles
étaient disséminées dans toutes nos salles, éparses au milieu des
lits où le fléau étendait ses ravages ; et tandis que les accouchées
succombaient autour d'elles, pas une femme enceinte ne devint
malade » (1).

Cet exemple paraît décisif et tout le monde acceptera que les
femmes enceintes peuvent rester sans danger dans un hôpital où
sévit la fièvre puerpérale. Je n'oserais pas dire qu'elles n'en sont
jamais atteintes, mais l'épreuve est faite et l'exception est si rare
qu'on ne peut regarder comme une imprudence de les mettre en
contact direct avec les nouvelles accouchées. C'est là une première remarque qu'il ne faut pas perdre de vue, car elle doit
nous mener plus tard à une application d'hygiène.

2° Dira-t-on que les femmes enceintes qui ont ainsi séjourné
dans un foyer d'infection tomberont presque fatalement malades
après leur accouchement? Cette objection s'évanouit quand on
la contrôle, et on arrive précisément à une conclusion diamétra-
lement opposée. Les femmes qui entrent à la Maternité peuvent
en effet être séparées en deux classes : celles qui séjournent plus
de huit ou dix jours à l'hôpital avant d'accoucher, et celles qui accouchent au moment de leur entrée ou dans les premiers jours
qui suivent. Or, les premières qui ont respiré le mauvais air des
salles pendant longtemps, qui sont acclimatées, meurent après
leur accouchement en moins grand nombre que les secondes.
C'est là un fait que M. Lasserre avait déjà consigné dans sa thèse
inaugurale (2).

(1) Pajot. Leçons faites à l'hôpital des Cliniques. *Gazette des hôpitaux*,
15 avril 1862.
(2) Lasserre. Thèses de Paris.

	Femmes	Décès.
Plus de huit jours à l'hôpital	791	18
Moins — —	528	17
Entrées à l'hôpital en travail	1,020	52

Le Dr Charrier (1) a fait la même observation qui se trouve encore confirmée par mes recherches personnelles : ainsi, sur 1868 femmes accouchées dans les dix premiers jours qui ont suivi leur entrée à la Maternité, 120 succombèrent, soit 1 sur 15. Tandis que, sur 351 femmes qui séjournèrent à l'hôpital pendant plus de dix jours avant leur accouchement, 9 seulement succombèrent ; soit 1 sur 38.

Que l'on compare les chiffres 15 et 38 ; la différence entre eux est grande, on le voit ; elle montre que la mortalité est moins forte chez les femmes qui sont habituées depuis quelque temps aux conditions nouvelles, au nouveau genre de vie, peut-être à l'altération de l'air que présente l'hôpital, en un mot, qui y sont acclimatées.

C'est arbitrairement et un peu au hasard que j'ai pris dix jours comme limite de l'acclimatement. Dans une statistique nouvelle et plus étendue, peut-être arrivera-t-on à plus d'exactitude en faisant monter ou descendre cette limite, je ne sais lequel ; quoi qu'il en soit, les chiffres que nous avons invoqués suffisent pour démontrer l'importance de l'acclimatement et marquent d'avance sa place dans les règles d'hygiène applicables à une Maternité.

3° En troisième lieu, si nous prenons comme l'expression d'une loi générale ce que nous avons observé en 1856, nous pouvons avancer que la fièvre puerpérale débute en général peu après l'accouchement. Nous ne l'avons jamais vue commencer après le huitième jour qui suit l'accouchement.

Immédiatement ou peu après l'accouchement . . .	21 fois.
Un jour après l'accouchement.	27 —
Deux jours après —	20 —
Trois jours après —	11 —
Quatre jours après —	4 —
Cinq jours après —	1 —

(1) Thèses de Paris, 1855.

Six jours après l'accouchement. . . . .   0 fois.
Sept jours après   —   . . . .   0 —
Huit jours après   —   . . . .   3 —
Après le huitième jour. . . . .   0 —

Tous les observateurs seront, je pense, d'accord avec moi; ainsi, en parcourant la clinique de M. Béhier, je trouve partout que c'est dans les trois ou quatre premiers jours qui suivent l'accouchement que débutent les accidents, quelle que soit leur forme. M. Charrier ne fait pas exception, bien qu'il ait observé et décrit une épidémie qui se faisait remarquer par le début tardif de la maladie. Tout le monde aura compris que je ne parle ici que de la fièvre puerpérale et qu'il n'est pas question des autres maladies puerpérales qui débutent quelquefois beaucoup plus tard, mais qui ne peuvent être en cause ici, parce qu'elles sont toujours sporadiques.

Je conclus donc que, huit jours après son accouchement, une femme jusque-là bien portante n'est plus exposée à être prise de fièvre puerpérale. C'est encore là une remarque que je mettrai à profit quand il s'agira de régler l'aménagement d'un hôpital de femmes en couches.

IV

PROJET D'UN HOPITAL DE FEMMES EN COUCHES.

La discussion qui précède me permet de formuler les cinq propositions suivantes, qui me paraissent démontrées :

1° La réunion de plusieurs nouvelles accouchées dans une même salle est la cause principale de la mortalité qu'on observe dans nos hôpitaux. Cette réunion doit être évitée dans un hôpital bien distribué.

2° Les murs d'une salle qui a reçu successivement plusieurs accouchées s'imprègnent, ainsi que tous les objets de literie, de miasmes puerpéraux. Chaque fois donc qu'une accouchée a occupé une chambre, il faut que cette chambre soit purifiée et la literie changée avant de recevoir une autre accouchée.

3° Les femmes enceintes ne contractent pas ou ne contractent que très-exceptionnellement la fièvre puerpérale.

4° Les femmes enceintes qui ont séjourné plus de dix jours à l'hôpital avant leur accouchement, y sont acclimatées et meurent en moins grand nombre que celles qui accouchent au moment de leur entrée ou peu après.

5° Une nouvelle accouchée, après le huitième jour, n'est plus exposée à être prise de fièvre puerpérale. Pour elle, le moment du danger est passé.

En tenant compte des indications fournies par ces cinq propositions, on arrive à donner des règles précises sur la prophylaxie de la maladie puerpérale, et c'est seulement en suivant les jalons qu'elles contiennent qu'on peut trouver les conditions les plus favorables pour la construction d'une Maternité. Je ne veux pas étudier ici la prophylaxie de la fièvre puerpérale dans son ensemble, je l'ai fait ailleurs, et, pour m'en tenir à une question d'actualité, je dirai seulement comment je comprends la disposition d'un hôpital de femmes en couches.

Dans un projet de cette nature on rencontre à chaque pas des problèmes de tout genre, car, indépendamment des règles d'hygiène générale applicables à tous les hôpitaux, une Maternité doit présenter des conditions particulières de salubrité, en raison du service spécial pour lequel elle est créée. Une discussion du plus haut intérêt a été soulevée à la Société de chirurgie sur l'hygiène des hôpitaux généraux; toutes les questions importantes y ont été débattues et résolues avec autorité; il est au moins inutile d'y revenir. Je me bornerai donc à étudier ici la distribution spéciale que je voudrais voir adopter pour tout hôpital de femmes en couches; encore je ne veux que discuter les questions qui me paraissent avoir une valeur fondamentale, car les détails m'entraîneraient au delà des limites que je me suis tracées.

Tantôt les services affectés aux femmes en couches constituent un établissement particulier, une Maternité; tantôt ils sont compris dans l'enceinte d'un hôpital général; dans les deux cas leur disposition doit être la même. Sur un emplacement convenable, au centre de Paris si l'on veut, mais au milieu d'un espace suffisamment large et bien aéré, s'élèverait un seul corps de bâtiment, isolé de tous côtés, exposé au levant et au couchant, ayant un rez-de-chaussée et un premier étage disposés pour recevoir des malades. — Un sous-sol et un deuxième étage pourraient être utilisés pour les services généraux.

Le rez-de-chaussée serait spécialement affecté aux nouvelles accouchées; il serait parcouru dans toute sa longueur par un couloir intérieur qui le séparerait en deux moitiés. Je dirai plus tard l'usage de ce couloir.

Ce rez-de-chaussée présenterait sur ses deux faces, c'est-à-dire au levant d'un côté et au couchant de l'autre, des chambres placées les unes à côté des autres et adossées au couloir intérieur. Chaque chambre s'ouvrirait *au dehors* par une porte et deux fenêtres, et n'aurait *aucune communication ni avec les chambres voisines, ni avec le couloir intérieur, ni avec aucune autre partie de l'hôpital.* Pour entrer dans chacune de ces chambres, il faudrait donc absolument faire, *par dehors*, le tour du bâtiment, et aller de porte en porte comme on va dans une rue de Paris de maison en maison.

Chaque chambre serait ainsi un vrai logis particulier, ayant toutes ses ouvertures sur un jardin commun, mais n'ayant aucune communication avec les autres parties de l'hôpital.

La largeur des chambres devrait être, je crois, de 5 mètres sur 4 de profondeur et 4 de hauteur. Chacune d'elles devrait, en effet, être assez grande pour recevoir deux lits, l'un pour une nouvelle accouchée, l'autre pour une femme enceinte, et un berceau pour un enfant nouveau-né. J'indique ces mesures sans leur attacher d'importance précise.

Un bouton de sonnette, disposé auprès de chaque lit, irait aboutir dans le couloir intérieur où se tiendraient les gens de service. Dans ce couloir, un local particulier servirait d'office; une autre pièce y serait réservée pour une surveillante.

Au premier étage seraient disposées des salles de 4, 6 et 10 lits. Je n'ai rien de particulier à dire; leur disposition devrait être celle des autres hôpitaux. Ces salles seraient occupées par des femmes enceintes, des nourrices et certaines accouchées dont je parlerai bientôt.

Avec un hôpital disposé comme je viens de l'indiquer, le service devrait être réglé de la façon suivante : autant que possible les femmes enceintes y seraient admises dix jours au moins avant leur accouchement. C'est là une première condition propre à diminuer la mortalité et qui ne serait pas difficile à remplir, car chaque jour dans nos hôpitaux on refuse, faute de place, de recevoir nombre de femmes enceintes qui viennent s'y présenter.

Chaque chambre du rez-de-chaussée recevrait une nouvelle accouchée et une femme enceinte qui deviendrait sa garde malade, et rendrait à sa compagne mille services qui diminueraient singulièrement la besogne des infirmières.

Au bout de huit jours, le danger de la fièvre puerpérale étant passé, la nouvelle accouchée et la femme enceinte seraient transportées dans les salles communes du premier étage. La chambre qu'elles quitteraient serait alors purifiée; les murs et le plafond seraient blanchis à la chaux; le sol, que je suppose recouvert d'asphalte, serait lavé, toute la literie serait lessivée, les matelas seraient cardés. Portes et fenêtres resteraient ensuite ouvertes pendant une semaine. Après ce laps de temps, la chambre, ainsi remise à neuf, pourrait être occupée de nouveau.

Ce *roulement* remplacerait avec avantage les salles de rechange qui sont déjà adoptées dans quelques hôpitaux où elles donnent le meilleur résultat. Je puis, avec M. Malgaigne, citer les Maternités de Rouen et de Bruxelles (1). L'expérience a prononcé sur l'utilité des salles de rechange; il faut donc en adopter le principe.

Le *roulement* tel que je l'ai indiqué a, comme les salles de rechange, le tort de faire perdre du temps. Peut-être pourrait-on y remédier : que les murs et le plafond des chambres soient partout revêtus de plaques en terre émaillée, et avec une éponge et une pompe à main, on fera en quelques heures un lavage si parfait, qu'une chambre quittée par une malade pourrait sans inconvénients recevoir le lendemain une autre accouchée. On m'objectera le prix élevé des plaques émaillées, mais on éviterait ainsi le chômage; l'économie serait plus grande que la dépense. Ce serait une question à étudier. — Quoi qu'il en soit, je m'en tiendrai provisoirement à l'évacuation temporaire des chambres et au blanchîment des murs.

Avec ce système, chaque chambre servirait à deux accouchées et deux femmes enceintes par mois; un hôpital ayant un rez-de-

(1) Rapport de M. Malgaigne, page 164.

chaussée de vingt-cinq chambres serait donc suffisant pour six cents accouchements par an.

Jusqu'ici j'ai supposé que toutes les femmes se rétabliraient sans accident; mais que faire quand une nouvelle accouchée tombera malade? On pourrait sans danger, j'en suis convaincu, la laisser dans la chambre qu'elle occupait tout d'abord, car un isolement complet s'opposerait à la propagation de la maladie aux chambres voisines. Mais l'expérience n'a pas encore prononcé, et dans l'incertitude je dois prendre en considération l'idée de transport de la fièvre puerpérale, de chambre en chambre, par le médecin, l'accoucheur, la sage-femme ou les autres personnes de service. Jusqu'à plus ample informé il serait donc prudent d'établir un pavillon isolé où les femmes seraient transportées quand elles seraient atteintes d'une maladie puerpérale contagieuse. Un personnel particulier serait attaché à ce service; c'est par lui que le médecin et les élèves termineraient la visite. Ces précautions sont précisément celles qui ont été recommandées par M. Vidal (1) pour les cas de variole.

Reste une dernière question, celle de la salle où se feront les accouchements. Rien ne serait plus simple que de la placer à l'une des extrémités du bâtiment principal; cependant le transport d'une nouvelle accouchée aurait quelques inconvénients; je crois qu'il serait préférable que chaque femme enceinte pût accoucher dans la chambre qui lui serait destinée; on y transporterait à cet effet un petit lit de travail. Ici encore je prends pour modèle ce qui se passe dans la clientèle particulière.

Un tel projet d'hôpital n'est pas à coup sûr à l'abri d'objections; je veux répondre d'avance à celles que je prévois.

Ne doit-on pas redouter l'humidité, en plaçant les accouchées au rez-de-chaussée? Cette objection a. déjà été prévue par M. Malgaigne qui y a répondu en montrant que dans nos hôpitaux actuels, montés sur caves, il y a bon nombre de services du rez-de-chaussée qui n'ont jamais soulevé de réclamations. Même remarque pourrait être faite pour le plus grand nombre des maisons de province, qui le plus souvent n'ont qu'un rez-de-chaussée, et dans lesquelles, Dieu merci, les accouchées se réta-

(1) *Gazette des hôpitaux*, 10 décembre 1864.

blissent parfaitement. M. Malgaigne ajoute : « Il ne s'agit pas d'édifier des caves monumentales et parfaitement inutiles ; de petits caveaux feront autant pour la salubrité avec infiniment moins de frais. M. le général Morin a fait connaître que l'on place aujourd'hui les poudres, pour lesquelles la sécheresse est une condition capitale, dans des magasins au rez-de-chaussée, séparés seulement du sol par de petits caveaux surmontés d'une aire en béton avec une couche de bitume. Dans ces conditions, un service au rez-de-chaussée présente même cet avantage de ne pas obliger les malades à monter les escaliers. »

La disposition de chambres isolées, ayant toutes leurs ouvertures sur le dehors, peut aussi être attaquée. Ne doit-on pas craindre en effet le froid extérieur et les courants d'air au moment où la porte sera ouverte ? Je ne veux pas nier l'entrée de l'air extérieur, mais c'est là une condition qui se rencontre dans toutes les chambres habitées par la classe pauvre ; leurs portes s'ouvrent sur des paliers où l'air froid a un libre accès. Cette disposition se retrouve partout dans les campagnes, même quand la maison contient plusieurs chambres, car presque toujours le lit est placé dans la chambre d'entrée. Il n'en résulte cependant aucun danger pour les accouchées qui s'y trouvent. Ne cherchons pas mieux pour un hôpital : en hiver la porte sera fermée avec soin, elle restera ouverte quelquefois pendant l'été ; le tout sans plus d'inconvénients que dans un domicile privé.

Les femmes, dira-t-on, ainsi isolées, subiront une espèce de réclusion ; de là un effet fâcheux sur le moral et l'ennui. Je ferai remarquer d'abord que la même chambre contiendra une femme enceinte, une femme accouchée et un enfant nouveau-né ; si l'on y ajoute la visite du médecin, les allées et venues de la surveillante et des infirmières, la vue sur une cour commune, l'ennui n'est plus à craindre. D'ailleurs les accouchées de la classe pauvre, celles du bureau de bienfaisance, sont exposées à un isolement plus absolu dans leur domicile ; elles n'y reçoivent que par hasard la visite d'une voisine et restent seules des journées entières quand leur mari est à l'ouvrage. Que l'on examine encore ce qui se passe à la Maison municipale de santé : les chambres à un lit y sont recherchées beaucoup plus que la salle commune et les malades pour y être admis consentent à payer à l'Administration un prix plus élevé.

Avec des chambres isolées, s'ouvrant au dehors, sans communication avec le dedans, la surveillance sera-t-elle possible? C'est un reproche que je dois écarter. Un carreau de vitre, donnant dans le couloir intérieur, serait enchâssé dans la paroi correspondante de chaque chambre. Ce carreau, mastiqué avec soin, ne pourrait pas s'ouvrir; il assurerait l'isolement tout en permettant à la surveillante de voir ce qui se passerait dans les chambres; on pourrait même en élevant un peu la voix causer facilement avec les accouchées, et apprendre d'elles ce dont elles auraient besoin.

Avec un pareil système j'avoue que le service sera pénible surtout en hiver : ne doit-on pas craindre par conséquent que les accouchées soient mal soignées? Pour protéger, autant que possible, le personnel de l'hôpital contre les injures du temps, une marquise serait placée au-dessus du rez-de-chaussée et régnerait tout autour du bâtiment. La besogne serait d'ailleurs faite le plus souvent par la femme enceinte qui pendant toute la nuit et une partie de la journée resterait près de la nouvelle accouchée. Dans nos hôpitaux actuels rien ne se fait sans l'intervention des infirmières, je demande au contraire que leur présence soit exigée le moins souvent possible. Il faut rompre avec les habitudes ordinaires. Que les femmes soient donc soignées, non pas comme à l'hôpital, mais comme dans leur domicile, traitées comme dans un bureau de bienfaisance, par exemple, où elles se rétablissent si bien, et le service sera singulièrement allégé au profit de tous. Le matin la chambre serait faite : la nouvelle accouchée serait lavée; on lui distribuerait le linge d'un jour pour elle et son enfant; boissons et aliments lui seraient ensuite portés aux heures voulues. Ce serait là tout le service nécessaire. Pour les choses urgentes seulement, les infirmières seraient prévenues par un coup de sonnette; ce serait là une sécurité que les femmes pauvres ne trouvent pas dans leur ménage.

Objectera-t-on que jamais hôpital n'a été construit et réglé de la sorte? Je sais que la force de l'habitude est terriblement grande, mais les Maternités, telles qu'elles sont, ont donné d'assez tristes résultats pour qu'on essaye un système différent.

Vient enfin la question des dépenses. Je ne puis y répondre que d'une manière : il s'agit de la vie de 445 femmes par an, pour Paris seulement ; l'argent ne peut donc être mis en cause.

Après les objections, je ferai valoir les avantages que présenterait un hôpital construit sur ce plan. Il placerait autant que possible les femmes des hôpitaux dans les mêmes conditions que les femmes de la ville. Toutes les règles hygiéniques que nous avons précédemment étudiées y seraient réunies, toutes les causes connues de maladie écartées :

1° La réunion de plusieurs nouvelles accouchées serait évitée. L'isolement de chaque chambre serait complet ; les exhalaisons qui en sortiraient seraient à chaque instant balayées par l'air extérieur.

2° Les femmes enceintes seraient acclimatées.

3° Chaque femme enceinte pourrait être utilisée comme garde-malade, sans courir aucun danger pour elle-même.

4° Les accouchées ne seraient transportées dans les salles communes que lorsque le début de la fièvre puerpérale ne serait plus à craindre.

5° Chaque chambre serait remise à neuf après avoir été habitée par une accouchée.

Tant que l'expérience ne m'aura pas donné un démenti formel, je me crois fondé à croire qu'un pareil hôpital donnerait d'excellents résultats.

Le projet que je viens d'esquisser est surtout applicable aux grands établissements hospitaliers, à ceux qui sont destinés à l'enseignement, comme l'hôpital des Cliniques ou la Maternité. On pourrait sans aucun doute le simplifier si les maisons d'accouchements étaient petites, nombreuses et disséminées dans les différents quartiers de Paris. Cette dispersion des Maternités, si elle était adoptée dans un plan d'ensemble, qui, nous l'espérons, sera réalisé tôt ou tard, ferait de l'isolement de chaque chambre une nécessité moins rigoureuse, et une maison ordinaire pourrait être facilement transformée en hôpital ; il suffirait en effet d'y opérer la distribution que je recommandais en 1858 : «Les salles seraient parcourues dans toute leur longueur par des corridors ouverts à tous les vents ; dans ces corridors s'ouvri-

raient des chambres suffisamment larges, bien aérées et complète-
ment séparées les unes des autres. Chaque chambre ne recevrait
qu'une malade. » Ne serait-ce pas en effet imiter ce qui se passe
dans la clientèle particulière et surtout chez les sages-femmes de
le ville ?

Je défends aujourd'hui, quoique d'une manière plus complète,
les idées que j'ai déjà émises sur l'hygiène des Maternités. De lon-
gues réflexions n'ont fait qu'y ajouter une conviction plus profonde:
on me permettra donc de rappeler quelques passages extraits du
chapitre que j'ai consacré à la prophylaxie de la fièvre puerpérale (1) : « C'est par centaines qu'on empêcherait les pauvres
femmes de succomber, chaque année, si l'administration et les
médecins avaient à leur disposition des ressources suffisantes ;
mais ce n'est pas en quelques mois que l'on peut improviser les
changements considérables que réclament les hôpitaux de
femmes en couches. L'importance des sacrifices pécuniaires fera
qu'au lieu d'aborder les difficultés de front, on cherchera à les
atténuer. Pour que l'administration ne s'égare pas dans ses ten-
tatives, il est du devoir des médecins de désigner clairement,
dès aujourd'hui, dans quel sens doivent être dirigés tous les
efforts.

« Réunir plusieurs femmes en couches, c'est créer un danger
imminent; n'en avons-nous pas un exemple frappant à l'hôpital
Lariboisière? — Tout a été fait pour le bien-être des malades :
salles vastes, largement aérées, murs peints à l'huile ou recou-
verts de stuc, lits espacés : rien n'a été négligé. On peut dire
qu'il y a du luxe dans cet hôpital, mais on a commis la faute
capitale de mettre dans la même salle vingt-huit femmes en
couches, et la mortalité y est aussi considérable qu'à la Maternité ou à l'hôpital des Cliniques. Le même insuccès s'observe à
l'hôpital Beaujon.

« Avant tout il faut bien se persuader que les demi-mesures
sont complétement inefficaces. Depuis longtemps l'administration
des hôpitaux n'a reculé devant aucun sacrifice pour améliorer
la salubrité de la Maternité de Paris ; tous ses efforts sont restés
tristement insuffisants.

(1) *De la fièvre puerpérale*, p. 98 et suiv. Paris, 1858.

« C'est en accouchant chez elles, dans leur chambre, malgré la misère qui les entoure souvent, que les femmes enceintes trouvent le plus de sécurité. On doit donc s'efforcer d'établir des hôpitaux dans lesquels les nouvelles accouchées trouveront des conditions analogues à celles dans lesquelles elles sont placées quand elles accouchent à domicile. »

Isoler autant que possible les nouvelles accouchées, les séparer les unes des autres : telle était la pensée qui servait d'épigraphe au mémoire que je viens de citer, celle par laquelle je termine celui que je publie aujourd'hui.

FIN

PARIS. — IMPRIMERIE DE A. PARENT, RUE MONSIEUR-LE-PRINCE, 31.

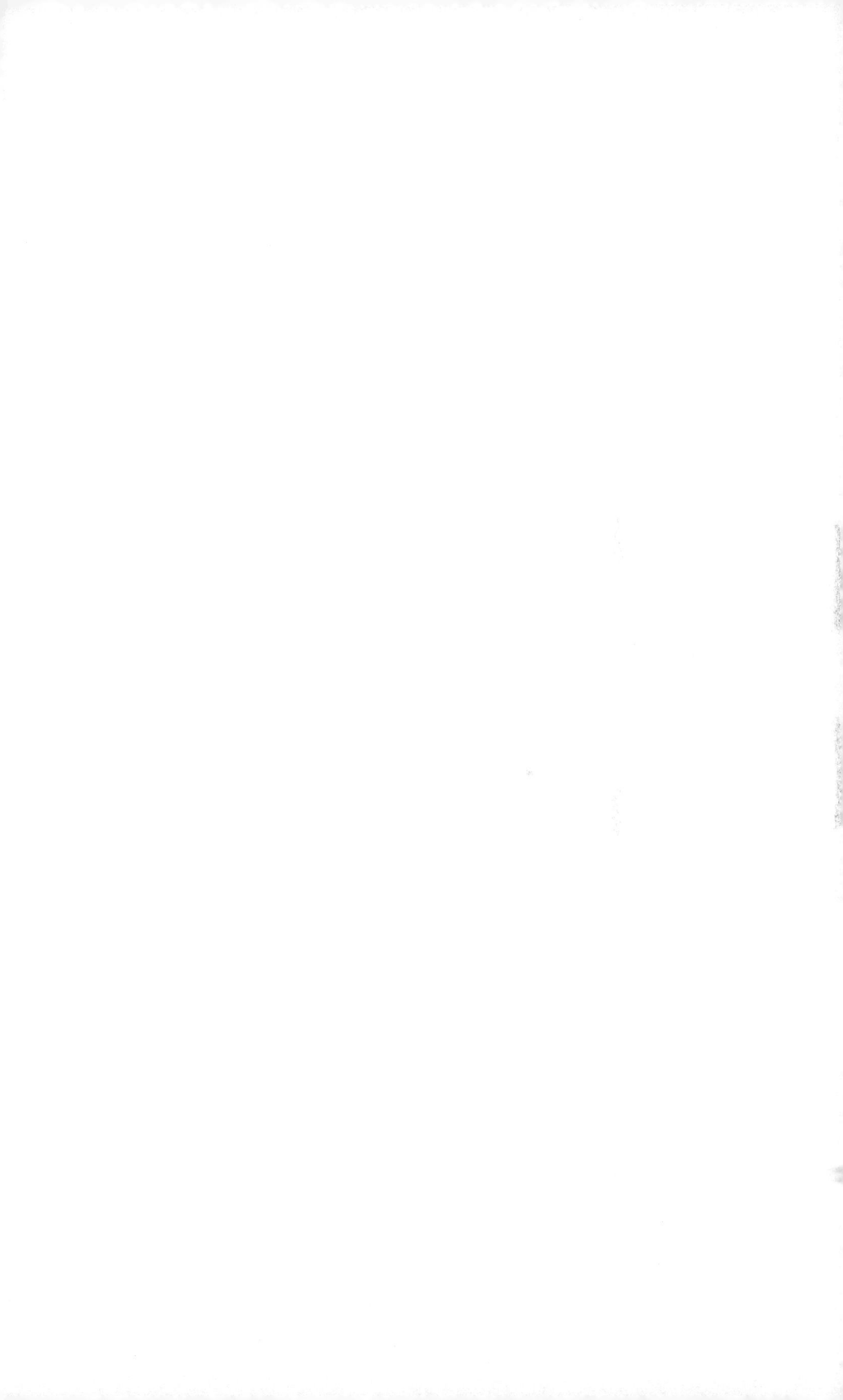

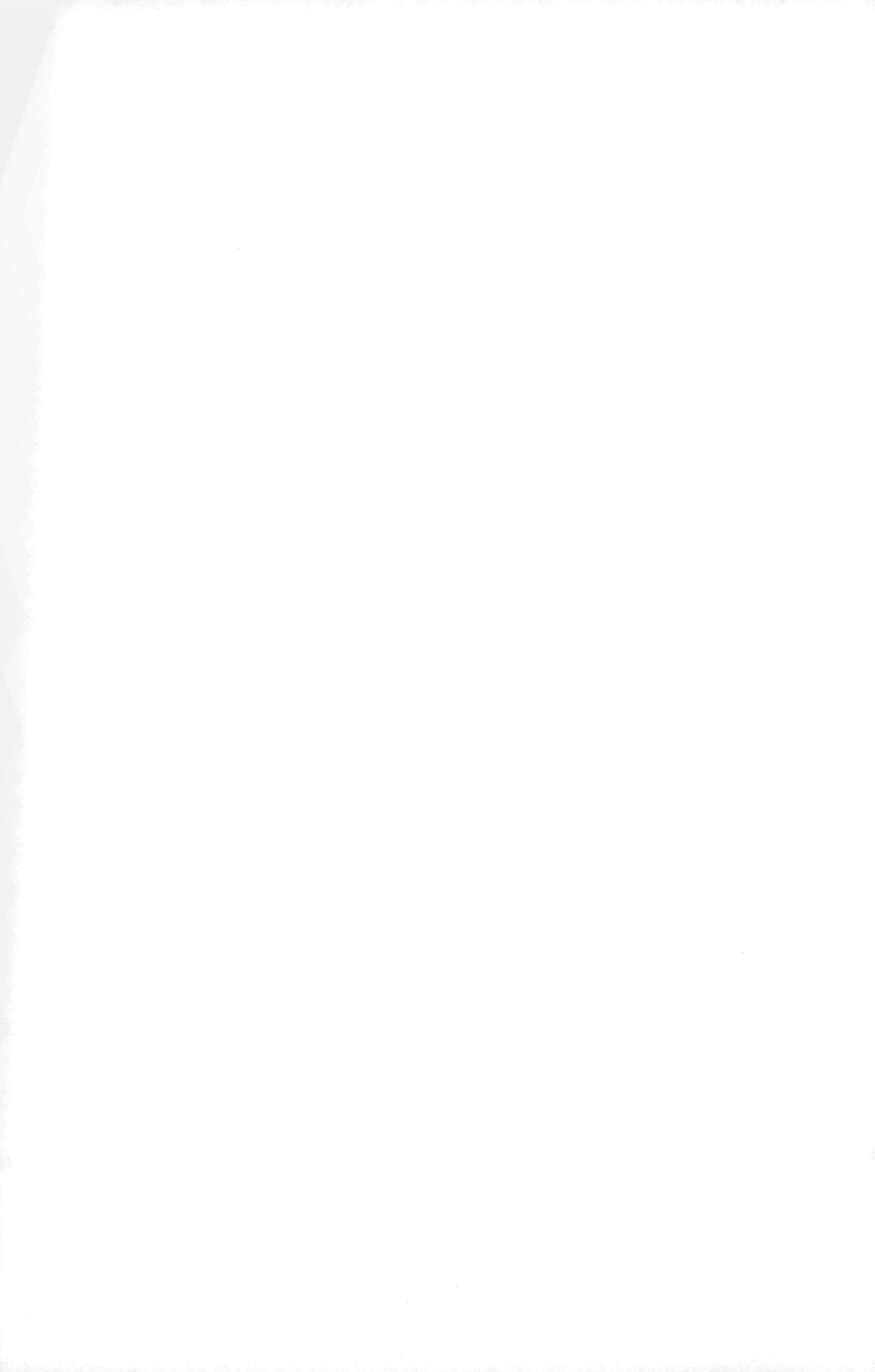